U0320408

写给 小学 生的

神奇

中医药文化

小学 1~3 年级

谢 宇 高楠楠 主编

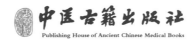

中医古籍出版社
Publishing House of Ancient Chinese Medical Books

图书在版编目（CIP）数据

写给小学生的神奇中医药文化．小学 1～3 年级 / 谢宇，高楠楠主编．— 北京：中医古籍出版社，2022.9
ISBN 978-7-5152-2527-2

Ⅰ．①写… Ⅱ．①谢… ②高… Ⅲ．①中国医药学－文化－少儿读物 Ⅳ．① R2-05

中国版本图书馆 CIP 数据核字（2022）第 123683 号

写给小学生的神奇中医药文化（小学 1～3 年级）

谢　宇　高楠楠　主编

选题策划　谢　宇
责任编辑　张　磊
封面设计　书心瞬意
出版发行　中医古籍出版社
社　　址　北京市东城区东直门内南小街 16 号（100700）
电　　话　010-64089446（总编室）　010-64002949（发行部）
网　　址　www.zhongyiguji.com.cn
印　　刷　三河市华阳宏泰纸制品有限公司
开　　本　787mm×1092mm　1/16
印　　张　5
字　　数　50 千字
版　　次　2022 年 9 月第 1 版　2022 年 9 月第 1 次印刷
印　　数　0001～10000 册
书　　号　ISBN 978-7-5152-2527-2
定　　价　29.80 元

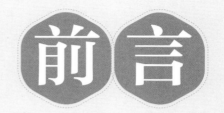

前言

　　小朋友，你知道中医药是什么吗？在你身体不舒服的时候，是不是去看过中医呢？在你去看中医的时候，医生是怎么知道你是不是生病了的？他们是怎么给你治疗的呢？

　　其实不用多说，相信很多小朋友对中医药有着许许多多的疑问，并且感到十分好奇。

　　中医药是我国古代劳动人民在不断地跟疾病作斗争的过程中总结出来的经验，是古人留给我们的宝贵财富。之所以叫它中医药，是相对于现代医学而言的，因为它有着与现代医学不同的理论体系。

　　近年来，我们国家非常重视中华优秀传统医药文化的传承与发展，明确提出着力推动中医药振兴发展，强调要坚定以文化自信为基础的中医药文化创造性转化、创新性发展的信心与决心。

我们编撰本书，就是希望能够让小学生对中医药文化有所了解，在传承前人留给我们的宝贵遗产的同时，更好地呵护我们身体的健康。为了增强小读者对中医药的兴趣，更好地理解和掌握相关的中医药学知识，我们在编撰本书的过程中，不仅使用通俗易懂的文字介绍了中医药学方面的知识，还收录了一些有趣且意味深远的典故。

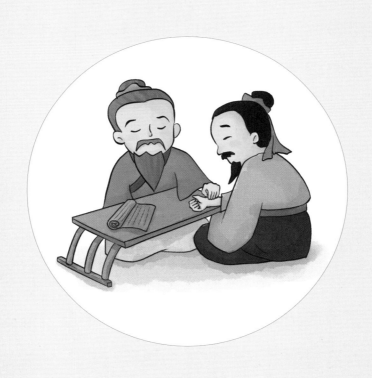

目录

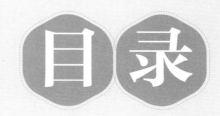

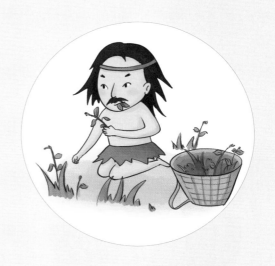

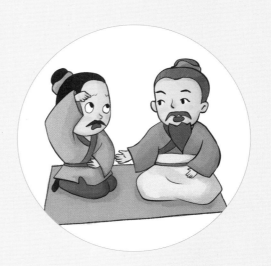

第一章

有意思的
中医药

小朋友，你是不是经常听到大人们说到中医药的事呢？你是不是很好奇什么是中医药，很想知道中医药是怎么回事呢？现在，就让我们一起来读一读有关中医药的故事，来了解一下神奇的中医药吧！

遍尝百草的神农氏
biàn cháng bǎi cǎo de shén nóng shì

阅读提示

神农氏做了什么？他帮助人们解决了什么问题？

传说在上古时期，也就是人类出现没多久的时候，我们的祖先还不知道哪些植物能吃，主要靠捕捉动物而获取食物，但是动物也不是想抓就能抓到的，因此，他们经常会饿肚子。不仅如此，他们染上疾病后，因为没有药物治疗而备受病痛的折磨，甚至会死去。

我们的祖先神农氏，看在眼里急在心里，一天到晚都在想着如何才能让人们吃饱不挨饿，怎样才能让人们不再受到病痛的折磨。

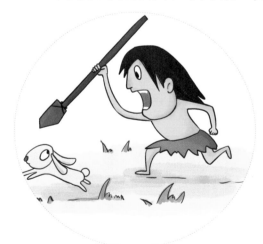

他想啊想，不知道想了多久，有一天，他看着漫山遍野的花花草草想到两个问题：这

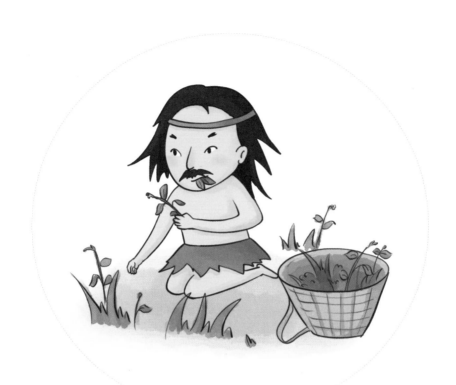

些东西能不能吃？能不能治病？于是，他便尝试着采摘
了一些花草，放到嘴里面吃了起来。让他没有想到的是，
这些好看的花花草草吃起来不但味道不错，还能够充饥。

这一发现，让神农氏十分兴奋。也就是从那一天起，
他只要看到花草，就采摘尝试。他不知道走了多少地方，
尝试了多少花花草草，不仅在众多的花草之中发现了
麦、稻、黍、稷、豆能充饥，还发现了一些花草能够治疗
疾病。他把自己的这些发现详细地记录下来，告诉给了人
们。从此，人们再也不用担心捕捉不到动物而饿肚子了，

也不用害怕染上疾病没有药物治疗了。

为了纪念神农氏为人类所做出的伟大贡献，后人便把他与远古神话传说中的伏羲和燧人氏一起，尊称为"三皇"。

温馨提示：小朋友们，一些花花草草是有毒的，千万不要随便尝试呦！

中医药文化有着悠久的历史，它是我国古代人民不断地与疾病作斗争的经验总结，在人类社会的早期就诞生了。上面所说的"遍尝百草的神农氏"，虽然是一个美丽动人的传说故事，但是却很好地阐释了我国中医药文化发展的源头。仔细想一想，看看你是否知道这个源头是什么。

中医药小课堂

神奇而具有魅力的"药食同源"

你可能会发现，有许多药材就是我们日常吃的一些食物。这就是中医药文化与现代医学一个重要的区别，同

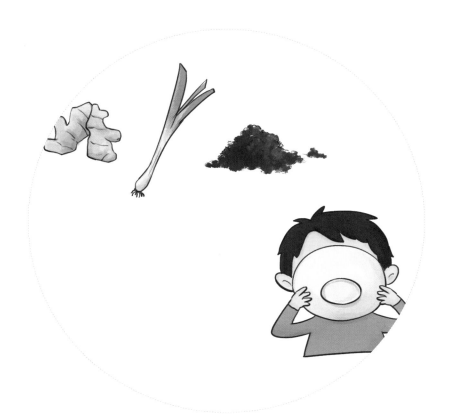

yàng yě shì zhōng yī yàowénhuà dú jù mèi lì de dì fang zhī yī   jí   yào shí tóngyuán
样也是中医药文化独具魅力的地方之一，即"药食同源"。

　　nà me 　　　　yào shí tóngyuán 　　shì shén me yì si ne
　　那么，"药食同源"是什么意思呢？

　　yào shí tóngyuán 　de yì si shì 　　zài zhōng yào zhōng 　yǒu hěn duō de yào cái jì
　　"药食同源"的意思是：在中药中，有很多的药材既

shì yào cái yě shì shí cái 　　yě jiù shì shuō jì kě yǐ yòng lái chī 　　yě kě yǐ yòng lái zhì
是药材也是食材，也就是说既可以用来吃，也可以用来治

bìng 　　lì rú 　　shēngjiāng hé dà cōng bù jǐn shì chángjiàn de shí cái 　　dāng wǒ men gǎn mào
病。例如，生姜和大葱不仅是常见的食材，当我们感冒

de shí hou 　　bǎ tā mengēnhóngtáng yī qǐ zhǔ 　　yě kě yǐ zhì liáogǎnmào
的时候，把它们跟红糖一起煮，也可以治疗感冒。

黄帝与岐伯的故事

huáng dì yǔ qí bó de gù shi

阅读提示

在黄帝生活的时代，人们普遍认为生病和死亡是由什么引起的呢？

黄帝是我们中华民族的人文始祖，虽然他与炎帝联合打败了蚩尤，统一了中原，但是人们依然被战争所带来的创伤和疾病所困扰。在当时，人们认为是鬼神作怪引发疾病，因此，当人生病后，就会请巫师作法来驱逐鬼神。

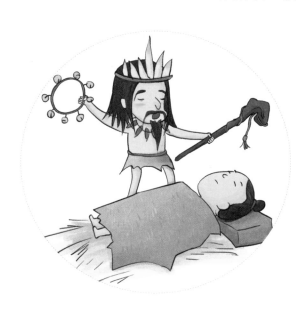

想想看，这样怎么能够治病，让人恢复健康呢？也正是因为如此，人们在生病时得不到及时和有效的治疗，导致许多人被疾病夺去了生命。

黄帝并不相信人生

病和死亡是因为得罪了鬼神，是鬼神在作怪。于是，他广招天下的名医，探寻治病的办法。

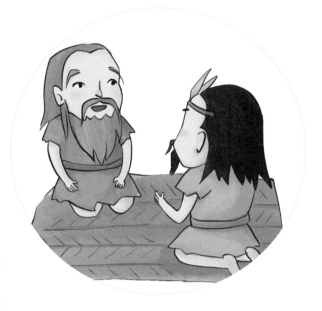

在这些名医中，有一个叫岐伯的人，他的医术非常高超，黄帝便和他一起谈论有关医学的问题，例如人为什么会生病，以及生病之后的一些表现等。对于黄帝所提出的这些疑问，岐伯也一一作了解答，并且在不断的探讨中，不仅建立了中医理论基础，还让人们逐步认识到疾病的产生及死亡的原因，不再迷信巫师。后来的中医药文化，就是在这一理论知识的基础上不断创新发展起来的。正因为如此，岐伯被后人尊为"中医药的始祖"。

中医药有一个别称，叫作"岐黄之术"，这里的"岐"指的就是岐伯，"黄"指的就是中华民族的人文始祖黄帝。

在读完了上面的故事之后，仔细地想一想：黄帝和岐伯对中医药的发展做出了什么样的重要贡献？

中医药小课堂

《黄帝内经》——我国最早的医学典籍

你可能不知道吧？在我国出现得最早的医学典籍，就是成书于战国至秦汉时期的《黄帝内经》。这部医学著作在中医药的发展中有着举足轻重的地位。

首先，《黄帝内经》的出现，是对当时鬼神致病观念的一种挑战，也是中医药学走出带有浓重迷信色彩的巫医的一个里程碑。

其次，《黄帝内经》是一部综合性的医学典籍，在黄老道家理论上建立了中医药学的"阴阳五行学说""脉象学说""藏象学说""经络学说""病因学说"等学说，奠定了中医药对人体生理、病理，以及

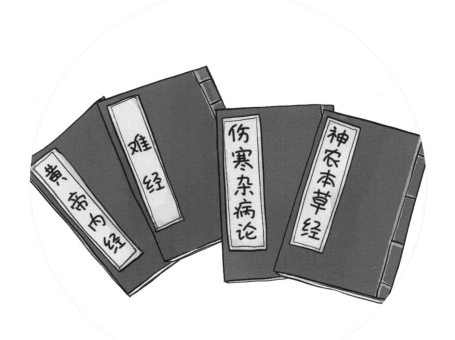

zhěn duàn hé zhì liáo de lǐ lùn jī chǔ
诊断和治疗的理论基础。

　　zhèng yīn wèi rú cǐ　huáng dì nèi jīng　yǔ　nàn jīng　shāng hán zá bìng
　　正因为如此，《黄帝内经》与《难经》《伤寒杂病

lùn　shén nóng běn cǎo jīng　hé chēng wéi　zhōng yī sì dà jīng diǎn　　bìng bèi liè wéi
论》《神农本草经》合称为"中医四大经典"，并被列为

sì jīng zhī shǒu
四经之首。

悬壶济世的壶公

阅读提示

在汉朝的时候，河南发生了瘟疫。你知道是谁帮助人们战胜瘟疫的吗？又是如何战胜的呢？

汉朝时期，有一年夏天，河南的一个地方发生了瘟疫，许多人被感染了。

就在这时候，在一条小巷中新开了一家医药馆。这家医药馆最吸引人的是，门前悬挂着一只大葫芦。这家医药馆的主人是一个老人。对于前来求医的人，他只是取下大葫芦，从里面倒出一枚药丸，让患者服用。

那枚药丸有着神奇的功效，染上瘟疫的人服下之后，立刻就痊愈了。这样一来，前来看病的人越来越多，老人的名声也越来越大。当然，并不是所有的人都是因为瘟疫来求医的，还有些人是因为患上了其他疾病。可是，这位老人依旧是从葫芦里面倒出一枚药丸，让病人服用，病人

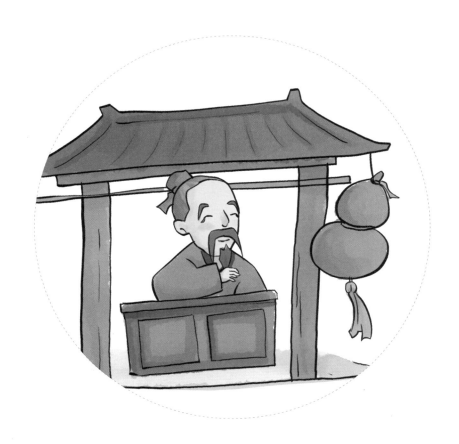

fú yòng hòu yě lì kè hǎo le
服用后也立刻好了。

zhè wèi lǎo rén de xìng gé yě shí fēn qí guài bìng bù yuàn yì tòu lù zì jǐ de xìng
这位老人的性格也十分奇怪，并不愿意透露自己的姓

míng yīn wèi tā yǒu yī gè shén qí de hú lu suǒ yǐ rén men jiù zūn chēng tā wéi hú
名。因为他有一个神奇的葫芦，所以人们就尊称他为"壶

gōng duì zhè wèi tū rán chū xiàn de lǎo rén rén men yě chōng mǎn le hào qí qí
公"。对这位突然出现的老人，人们也充满了好奇，其

zhōng yǒu yī gè jiào fèi zhǎng fáng de rén gèng shì rú cǐ
中有一个叫费长房的人更是如此。

zài jīng guò yī duàn shí jiān de guān chá hòu fèi zhǎng fáng fā xiàn le yī jiàn guài shì
在经过一段时间的观察后，费长房发现了一件怪事，

nà jiù shì měi tiān huáng hūn shí hú gōng jiù huì tiào dào nà ge dà hú lu lǐ qù yú
那就是每天黄昏时，壶公就会跳到那个大葫芦里去。于

shì tā biàn tí zhe jiǔ cài qián qù bài fǎng hú gōng hú gōng jiàn hòu gāo xìng de qǐng tā
是，他便提着酒菜前去拜访壶公。壶公见后，高兴地请他

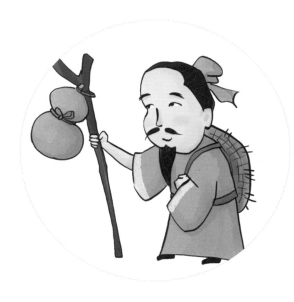

yī qǐ jìn le hú lu　　ér qiě hái shōu le
一起进了葫芦，而且还收了

fèi zhǎng fáng wéi tú　　chuánshòu yī shù
费长房为徒，传授医术。

fèi zhǎng fáng zài xué huì le hú gōng
费长房在学会了壶公

de yī shù hòu　　wèi le jì niàn hú gōng
的医术后，为了纪念壶公，

zài xíng yī shí biàn xué hú gōng nà yàng
在行医时便学壶公那样，

dài zhe yī gè dà hú lu　　zhè jiù shì
带着一个大葫芦，这就是

xuán hú jì shì　　de yóu lái
"悬壶济世"的由来。

想一想

　　小朋友，在读完上面的故事后，你是否对"悬壶济世"的故事有了一定的了解？那么，你是不是也知道了人们用"悬壶济世"来指代行医卖药的原因呢？

中医药小课堂

qù huà hú lu
趣话葫芦

xuán hú jì shì　　de gù shi　　suī rán kàn qǐ lái jù yǒu yī dìng de shén huà sè
　　"悬壶济世"的故事，虽然看起来具有一定的神话色

cǎi　　dàn shì　　zài gǔ shí hou　　wǒ guó de láng zhōng biàn shì yòng hú lu zuò wéi xíng yī
彩，但是，在古时候，我国的郎中便是用葫芦作为行医

招牌的。你知道其中的原因吗？

其实，除了上面的动人故事外，还有以下几个原因：

一是葫芦的外形看起来与"吉"字相似，有吉祥的意思，蕴含着医生治病救人、普济世人的美好愿望，同样也传递了人们对美好生活的向往。

二是葫芦"肚子大嘴小"，不仅有着较好的密封性，还便于悬挂和随身携带，于是成了盛放和保存药物的好容器。

三是葫芦本身也是一味中药，可以医治很多疾病，例如用葫芦皮煎水能消除水肿。

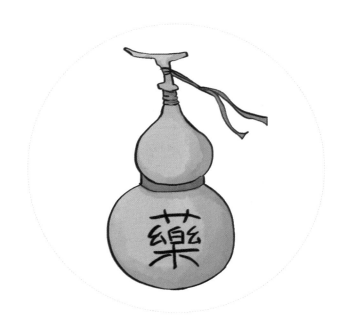

坐堂太守张仲景
zuò táng tài shǒu zhāng zhòng jǐng

阅读提示

　　医圣张仲景在长沙做太守的时候，发生了什么事？他又是怎么处理的呢？

　　张仲景，是我国东汉末年的著名医学家，被后世称为"医圣"。因为他医术高超，又关心普通老百姓，所以关于他的故事有很多。你可能不知道现在许多中医药店取名为"某某堂"就跟他有关吧？

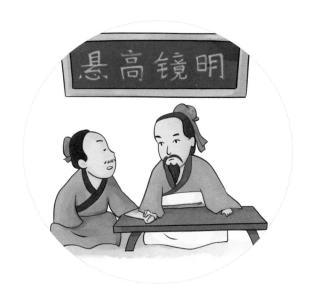

据说，张仲景曾经被举荐为官，做过长沙太守。他在担任长沙太守期间，当地不幸发生了瘟疫。因为当时的医疗卫生条件差，又缺少医生和药物，所以就有很多人不幸染上了瘟疫。

作为当时的名医，为了解除人们因为瘟疫带来的疾病痛苦，他便着手救治。但是，作为太守的他，是需要处理公务的。在开始的时候，他是在自己处理公务的地方对前来求医的人进行救治的。随着前来看病的人越来越多，为了节省时间，他就在公堂上对那些病人进行救治。

在张仲景的努力下，瘟疫很快就过去了，而他在公堂应诊的这一举动，却被传为千古佳话，人们尊称他为"坐堂太守"。也就是从那以后，中医药店才有了"某某堂"之称，而那些在药店内给病人治病的医生也通称为"坐堂大夫"。

我国古代有许多像张仲景一样拥有高尚医德的名医，并且流传下来不少经典的故事。在这里，你不妨想一想：假如你是医生，那么如何才能成为一名被人称赞的好医生？

中医药小课堂

张仲景与《伤寒杂病论》

你还记得前面说过的中医四大经典著作是什么吗？这四大经典之中的《伤寒杂病论》就是张仲景编撰的。

《伤寒杂病论》是集秦汉以来医药理论之大成，也是我国第一部从理论到实践确立辨证论治法则的医学专著。书中不仅创造了很多剂型，记载了大量有效的方剂，而且还在前人的基础上，创造性地确立了中医辨证论治的基本法则，奠定了理、法、方、药的理论基

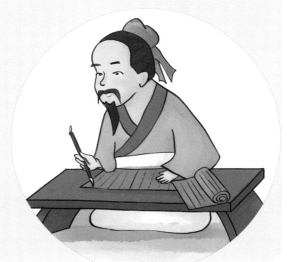

础，为中医药的发展做出了重大的贡献。也正是因为如此，张仲景被后人尊称为"医圣"。

李时珍与《本草纲目》

阅读提示

李时珍为什么要重新编写本草？他又是如何去编写本草的？

李时珍是我国著名的医药学家。他出生在明代的一个医学世家，其祖父、父亲都是医生。从小就喜欢医学的他，在长大后当上了医生，并且因为医术高明，被推荐到明朝的中央医疗机构太医院担任医官。根据多年的行医经验，他发现古代本草书中存在着不少错误，便决心重新编纂一部本草书籍。他在太医院的时候，曾多次提出编写本草的建议。可惜的是，不但他的建议没有被采纳，而且他也受到了无端的讥讽挖苦与打击中伤。但是，这并没有让他放弃重编本草的想法。一年之后，他毅然辞掉了太医院的职务，回到家乡着手重修本草。

刚开始的时候，由于李时珍准备得十分充分，还比较顺利。慢慢地，他便发现了问题，而最让他感到头痛的是参考书籍中的药名混杂。由于编撰者只是从书本上抄来抄去，没有进行调查研究，因此矛盾百出，让人感到迷糊。

为了解决这一难题，李时珍多次离家到深山旷野中观测药物标本，对于许多药材他都亲口品尝以判断药性和药效。不仅如此，他还遍访各地名医，向他们寻求药方。就这样，他以《证类本草》为蓝本，参考了800多部书籍，经过27年的努力，在走了两万余里的路进行实地考察后，完成了《本草纲目》的初稿。在接下来的10年时间内又做了三次修改，直到他去世后，这部伟大的医学巨著才在金陵（今江苏南京）刊行面世。

中医药小课堂

被誉为"东方药物巨典"的《本草纲目》

本草，是中药的统称，也指记载中药的书籍。事实上，中药包括花草果木、鸟兽鱼虫及铅锡汞硫等众多的植物、动物和矿物药，之所以叫本草，是因为中药中大多数为植物。

李时珍的《本草纲目》是为了修改古代医书中的错误而编的。在编写的过程中，他倾注了毕生精力，亲历实践，广收博采，对本草学进行了全面的整理总结。全书收载药物1892种，其中历代诸家本草所载药物1518种，新载药物374种，收集药方11096个，还绘制了1100多幅精美的药图。可以这么说，《本草纲目》是

duì shì jì yǐ qián zhōng yī yào xué de xì tǒng zǒng jié bù lùn cóng tā yán mì de
对 16 世纪以前 中 医药学的系统 总 结，不论从它严密的

kē xué fēn lèi hái shì cóng tā bāo hán yào wù de shù mù lái kàn dōu yuǎn yuǎn chāo guò gǔ
科学分类，还是从它包含药物的数目来看，都远远超过古

dài rèn hé yī bù běn cǎo zhù zuò bìng qiě gěi rén lèi jìn dài kē xué yǐ jí yī xué fā zhǎn dài
代任何一部本草著作，并且给人类近代科学以及医学发展带

lái le bù xiǎo de yǐng xiǎng yě zhèng shì yīn wèi rú cǐ tā yōng yǒu dōng fāng yào wù
来了不小的影响。也正是因为如此，它拥有"东方药物

jù diǎn de měi chēng
巨典"的美称。

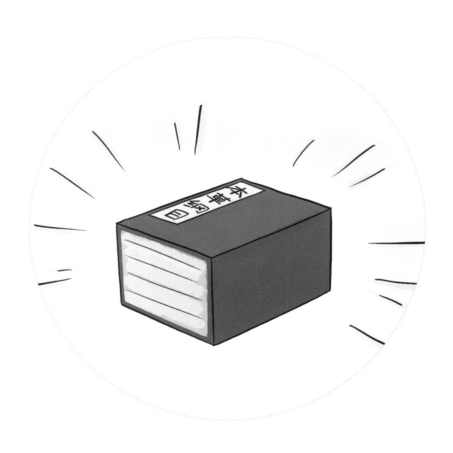

第二章

人为什么会生病

小朋友，在读了那么多跟中医药有关的故事后，你是不是对中医药有了更为浓厚的兴趣呢？那么，接下来，我们就一同去了解人生病的原因吧！

人为什么会上火
rén wèi shén me huì shàng huǒ

阅读提示

乐乐的奶奶觉得身体不舒服，去看老中医的时候，老中医跟乐乐的奶奶说了些什么？

暑假，乐乐被爸爸妈妈送回了老家，跟爷爷奶奶在一起生活。这天，爷爷有事出去还没有回来，奶奶说自己的身体有些不舒服。于是，奶奶便带着乐乐找到了村子里面的一位老中医。

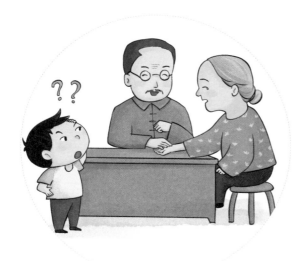

那位老中医是一位慈祥的老爷爷，他在问了奶奶一些基本情况后，又做了一些简单的检查，便安慰奶奶，说："您别担心，没什么大事儿，您就是阴阳失衡，内火旺盛，上火

了。多吃点清热泻火的东西，多喝点水就没事了。"

中医老爷爷说的话，乐乐有些听不懂。但是，让他感到奇怪的是，奶奶也没有吃药，只是多喝了点水，没过多久就好了。

这到底是怎么回事呢？乐乐可是记得自己在身体不舒服的时候去医院，医生往往会让自己做很多的检查，如果确定是生病了，还会开很多的药。

"奶奶，什么是上火啊？上火是怎么回事？"乐乐忍不住好奇地问奶奶。

奶奶想了想，轻轻地摸了摸乐乐的脑袋，解释道："上火啊，奶奶也说不清楚，说得简单一些就是身体内的火气太大，让人感到不舒服，身体生病了。像是脑袋发烫，牙齿痛，早上起来眼角有很多眼屎，小便发黄等，都有可能是上火了。"

"那么，这些火气是怎么来的呢？"乐乐接着问道。

"哈哈，"奶奶笑了，"这个啊，奶奶还真的不清楚，你要想知道的话，就好好读书，多了解一些中医药的知识。不过，我们要想防止上火，就应该少吃一些辛辣和

gān zào de dōng xi　　duō chī diǎn shuǐ guǒ　　duō hē diǎn shuǐ

干燥的东西，多吃点水果，多喝点水。"

lè　le　sì dǒng fēi dǒng de diǎn le diǎn tóu　　shuō　　　wǒ zhī dào　　shuǐ néng gòu miè

乐乐似懂非懂地点了点头，说："我知道，水能够灭

huǒ　　wǒ men duō hē shuǐ jiù néng bǎ shēn tǐ　nèi de huǒ pū miè

火，我们多喝水就能把身体内的火扑灭！"

读完上面的故事后，你是不是对"上火"有所了解了呢？
再仔细想一想：除了奶奶所说的之外，你还知道哪些常见的
"上火"症状？

中医药小课堂

zhōng yī yào lǐ lùn tǐ　xì zhōng dú tè de zhěng tǐ guān niàn

中医药理论体系中独特的整体观念

rén wèi shén me huì shēng bìng　　　zhè jiù bù néng bù tí jí zhōng yī yào lǐ lùn tǐ xì

人为什么会生病？这就不能不提及中医药理论体系

zhōng de　zhěng tǐ guān niàn

中的"整体观念"。

bǎ rén tǐ kàn chéng shì yī gè yǒu jī de zhěng tǐ　　　bìng qiě qiáng diào rén tǐ yǔ zì

把人体看成是一个有机的整体，并且强调人体与自

rán zhī jiān de guān xì　　　zhè jiù shì zhōng yī yào lǐ lùn tǐ xì zhōng dú tè de zhěng tǐ

然之间的关系，这就是中医药理论体系中独特的整体

guān niàn　　　yě zhèng yīn wèi rú cǐ　　zhōng yī rèn wéi　　　gòu chéng rén tǐ de gè gè zǔ zhī

观念。也正因为如此，中医认为，构成人体的各个组织

和器官发挥着各自的作用，既相辅相成发挥着协同的作用，又相反相成发挥着制约的作用，从而维持其生理上的平衡。

说得更为简单一些，那就是只有当我们体内达到了这种生理的平衡后，身体才会健康。一旦我们体内的这种平衡被打破，就有可能影响到组织和器官功能的正常发挥，身体就会出现这样那样的问题，也就是我们所说的生病。

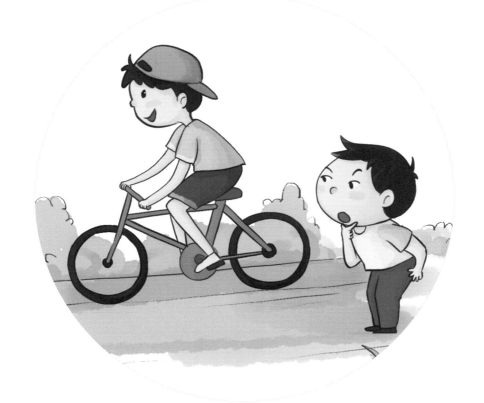

人为什么会感冒
rén wèi shén me huì gǎn mào

阅读提示

乐乐为什么感到身体不舒服？在妈妈带他去看医生的时候，医生说他生的是什么病？

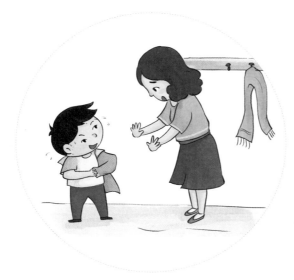

在一个阳光明媚的周末下午，乐乐在小区的院子里和小伙伴们追逐打闹，又是蹦又是跳。他玩得很高兴，不一会儿，就感到有些热，身上出了汗。就在他准备脱掉外套的时候，被妈妈拦住了。

"小心感冒！"妈妈对他说。

可是，乐乐却像没有听到一样，还是脱掉了外套，并把外套塞到妈妈的手中，就又跑过去和小伙伴们玩耍起来。

第二天早上要起床上学的时候，乐乐却觉得脑袋晕晕乎乎的，不仅感到身子有些发烫，还浑身无力。妈妈知道后，便带他去看医生了。

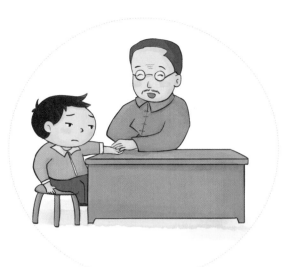

给乐乐看病的是一位老中医，他在给乐乐做了一番检查又问了一些问题之后，便说乐乐是感冒了。他给乐乐开了一些感冒药，并叮嘱乐乐要多喝水。不仅如此，他还告诉乐乐，以后在外面的时候，不要因为热，身体出了汗，想要凉快些，就马上把衣服脱了。那样的话，身体很容易遭受风邪的侵袭而生病。

虽然乐乐听不懂医生说的话，但是得了感冒真的很难受。他可不想再感冒了，所以，他牢牢记住了医生的话，在外面玩的时候，即使感到热，身体出了汗，也不会像以前那样，立刻就脱掉外套。

果然，他这么做后，再也不会轻易感冒了！也正因为如此，他在和小伙伴们一起玩的时候，看到小朋友因为热要脱衣服，就会说："小心感冒！"

小朋友，在外面跟小伙伴们玩的时候，你是不是有时候也会像乐乐那样因为热，身体出汗而脱衣服呢？那么，请你仔细地想一想：这样做对吗？为什么？

中医药小课堂

影响我们身体健康的外部因素：六邪

许多小朋友有着像乐乐一样的经历，那么，为什么会这样呢？

中医认为，像乐乐这样不幸感冒，是由于身体被风邪侵入，外感病邪所致。说到这儿，就不能不说到中医药的外感病邪了。中医认为，外感病邪分为风、寒、暑、湿、燥、火六种，统称为"六邪"，又叫作"六淫"。

你是不是对病邪的命名有些好奇，并且不知道到底是什么意思？其实，"六邪"的命名源自于我国古代人对于自然界的认知，他们认为大自然中存在着风、寒、暑、

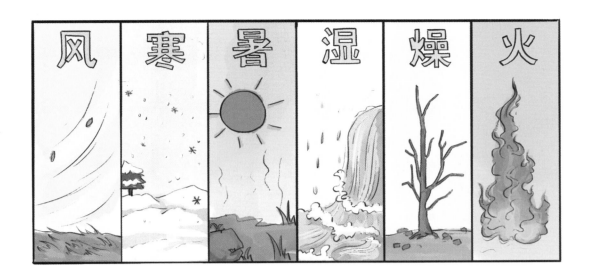

shī zào huǒ liù zhǒng qì hòu bìng bǎ tā men chēng wéi liù qì ér zì rán
湿、燥、火 六 种 气 候，并 把 它 们 称 为 "六 气"，而 自 然

jiè de qì hòu biàn huà yòu jiào zuò liù huà shì shí shàng zhè zhǒng qì hòu de zhèng
界 的 气 候 变 化 又 叫 作 "六 化"。事 实 上，这 种 气 候 的 正

cháng biàn huà duì yú wǒ men rén tǐ shì wú hài de zhǐ yǒu dāng zhè zhǒng qì hòu biàn huà
常 变 化，对 于 我 们 人 体 是 无 害 的，只 有 当 这 种 气 候 变 化

yì cháng lì rú dōng tiān tài lěng huò zhě xià tiān guò rè wǒ men shēn tǐ de jī néng bù
异 常，例 如 冬 天 太 冷 或 者 夏 天 过 热，我 们 身 体 的 机 能 不

néng shì yìng de shí hou cái huì chéng wéi zhì bìng de yīn sù ér zhè zhǒng néng dǎo zhì jī
能 适 应 的 时 候，才 会 成 为 致 病 的 因 素，而 这 种 能 导 致 机

tǐ fā shēng jí bìng de liù qì biàn bèi chēng wéi liù yín
体 发 生 疾 病 的 "六 气" 便 被 称 为 "六 淫"。

xiàn zài nǐ yīng gāi zhī dào shēn tǐ fā rè chū hàn lì kè jiù bǎ wài tào tuō
现 在，你 应 该 知 道 身 体 发 热 出 汗，立 刻 就 把 外 套 脱

diào róng yì gǎn mào de yuán yīn le ba
掉，容 易 感 冒 的 原 因 了 吧？

阅读提示

妈妈在辅导乐乐做作业的时候，说了什么话？爸爸回来后，乐乐又跟爸爸说了些什么呢？

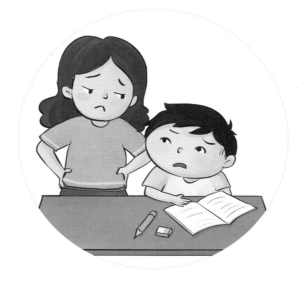

lè le chī wán wǎn fàn hòu　　hěn zì
乐乐吃完晚饭后，很自
jué de kāi shǐ zuò zuò yè　　kě shì　　yǒu
觉地开始做作业。可是，有
yī dào shù xué tí　　tā bù zhī dào zěn me
一道数学题，他不知道怎么
zuò　　yú shì　　tā biàn qù wèn mā ma
做。于是，他便去问妈妈，
xī wàng mā ma néng gòu bāng zhù tā
希望妈妈能够帮助他。

mā ma kàn le yī yǎn tí mù　　biàn
妈妈看了一眼题目，便
gěi lè le jiǎng jiě qǐ lái　　mā ma shuō wán le　　yǐ wéi lè le yǐ jīng zhī dào zěn me zuò
给乐乐讲解起来。妈妈说完了，以为乐乐已经知道怎么做
le　　dàn shì　　lìng tā méi yǒu xiǎng dào de shì　　lè le hái shì mǎn liǎn de yí huò　　yú
了。但是，令她没有想到的是，乐乐还是满脸的疑惑。于
shì　　mā ma biàn yòu nài zhe xìng zi xiàng lè le jiě shì　　yě bù zhī dào jiě shì le duō shǎo
是，妈妈便又耐着性子向乐乐解释，也不知道解释了多少
biàn　　dàn shì　　lè le què réng rán bù zhī dào shì zěn me huí shì
遍，但是，乐乐却仍然不知道是怎么回事。

mā ma kàn zhe lè le nà fù mú yàng　　zhēn de bù zhī dào gāi zěn me bàn le　　rěn bù
妈妈看着乐乐那副模样，真的不知道该怎么办了，忍不

住抱怨道："乐乐，你是不是故意的？你是不是想要把妈妈气病啊？"

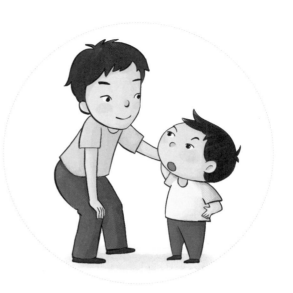

还好，在妈妈的耐心讲解下，乐乐终于把那道数学题做了出来。不过，在这个时候，乐乐心里面却有了新的疑惑，那就是生气真的会让人生病吗？

爸爸回来后，乐乐就把心中的疑惑说了出来。

爸爸不知道乐乐怎么突然间会问这个问题，当乐乐把刚才的事说出来后，爸爸笑着摸了摸乐乐的头，说："当然了，如果老是生气的话，就真的有可能生病。"

"真的吗？会生什么病？"乐乐继续问道。

"当然是真的！"爸爸点了点头，接着说，"你再想想，你在生气的时候，是不是呼吸会变得很急促，有时候还会觉得肚子疼呢？"

"嗯！"乐乐点了点头，对爸爸说，"我知道了，我以后再也不会随便发脾气、生气，也不会惹爸爸和妈妈生气了！"

听了乐乐的话，爸爸和妈妈都开心地笑了。

想一想

> 小朋友，读完上面的故事后，你应该已经知道了老是生气对我们的身体不好了吧？再想一想，你在生气的时候，是不是会觉得身体有什么地方不舒服呢。

中医药小课堂

你知道情志病吗

　　生气，是人们的情绪表现之一。在中医药学上，把人们的这种情绪变化叫作"情志"，并认为人们的情绪变化有喜、怒、忧、思、悲、恐、惊这七种，统称为"七情"。不仅如此，在中医药学上还有着"情志内伤"之说，认为七情过度会引起脏腑精气功能紊乱而致病。

　　你或许还不知道吧？在中医药学上，情志跟脏腑是相对应的，不同的情志会给相应的脏腑带来影响。如怒伤肝，喜伤心，思伤脾，忧伤肺，恐伤肾。

　　不过，在这儿需要提醒的是，正常的情绪变化，只要不是太过于强烈，或者不是一直那样的话，对我们的身体健康是没什么影响的。

肚子胀胀的不舒服

阅读提示

晚上吃饭的时候，乐乐为什么在看到自己平时喜欢吃的菜后，还是不想吃饭？

晚上吃饭的时候，虽然妈妈准备了许多好吃的，但是乐乐皱着眉头，不想吃。

"乐乐，乐乐，怎么了？这不是你平时喜欢吃的吗？"妈妈不解地问道。

乐乐挠了挠头，说："我不饿！"

"不饿？老师跟我说你上午在学校也没怎么吃东西。"妈妈在听到乐乐这么说后，更是不解了，忍不住问，"你是不是哪儿不舒服啊？"说着话，她便伸手向乐乐的额头摸去。

乐乐避开了妈妈伸过来的手，小声地说："我也不知道是怎么回事，肚子总是胀胀的。"

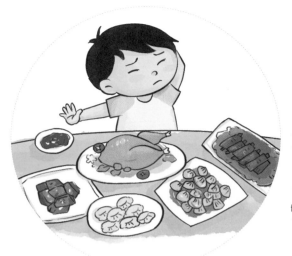

妈妈听了乐乐的话后，连忙伸手摸了摸乐乐的小肚子。确实，乐乐的小肚子鼓鼓的。于是，妈妈接着问乐乐是不是还觉得有什么地方不舒服。

乐乐摇了摇头，除了肚子胀胀的，有些难受，不想吃东西之外，没有觉得其他地方不舒服。就在妈妈着急地还想要问一些什么的时候，爸爸开口对妈妈说："肯定是昨天下午放学后，带他去吃东西，吃得太多了，或者是吃了一些太凉的东西吧！"

爸爸说得还真没错，昨天下午放学后，妈妈确实带着乐乐吃了快餐，乐乐吃了很多，还一口气吃了好几个冰激凌。

找出了肚子胀的原因后，妈妈一颗悬着的心也放了下来，给乐乐倒了杯热水。乐乐喝了点热水后，觉得肚子好像不再那么胀了。爸爸跟乐乐说："以后吃东西要注意点，否则，不但会让肚子不舒服，还有可能会生病！"

想一想

　　读完上面的故事后，请你仔细地想一想，你是不是在有些时候也会跟乐乐一样，在看到自己喜欢吃的食物时，管不住自己的嘴呢。如果是的话，再想一想，你是不是也因为贪嘴而觉得什么地方不舒服？

中医药小课堂

什么是饮食所伤

　　中医认为我们日常吃的食物，也就是饮食，是我们人类赖以生存和维持健康的基本条件，也是我们生命活动所需精微物质的重要来源。但是，饮食要有所节制，不然的话就可能影响到脾胃功能的正常发挥了，就会让我们感到不舒服，甚至会引起其他病症。像上面的乐乐觉得自己的肚子胀胀的不舒服，就是因为饮食不节制引起的。而这在中医学上叫作"饮食所伤"，也是中医学上认为导致人们生病的一个较为重要的因素。

现在，你知道了不注意饮食给我们身体带来的影响了吧。那么，我们怎样才能做到健康饮食，避免因为饮食不当给身体带来的危害呢？

1. 不要吃得太饱；

2. 不要饿着肚子；

3. 不要吃不干净、变质的食物；

4. 不要偏食；

5. 养成定时吃饭的好习惯。

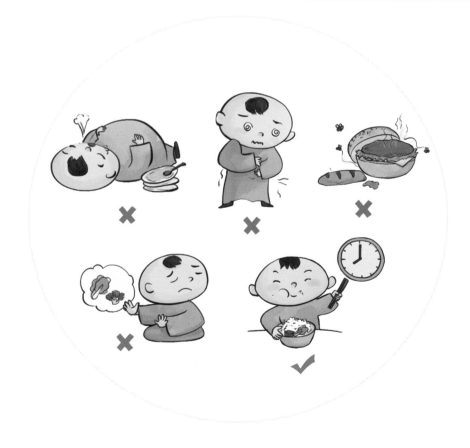

心病到底是种什么病

xīn bìng dào dǐ shì zhǒng shén me bìng

阅读提示

　　乐乐的阿姨说自己身体不舒服，乐乐的爸爸知道后是采用什么办法治好了阿姨的病呢？

　　星期天，乐乐正在家里面玩的时候，有很长时间没有到他们家的阿姨来了。乐乐见到阿姨后，十分高兴地跟阿姨打招呼，可是，他发现阿姨很憔悴，一点精神都没有，像是身体不舒服，生病了。

　　乐乐猜得一点儿都没错。阿姨跟妈妈聊天的时候就说自己身体不舒服，可能生病了。虽然阿姨说的话，乐乐并不能全部听懂，但是却知道大概的意思，那就是阿姨有一天觉

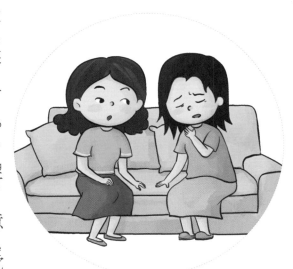

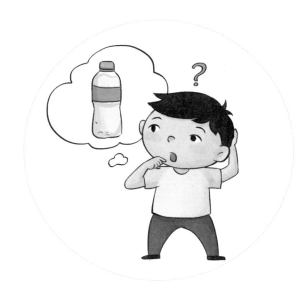

得身体不舒服，就去看医生，医生跟她说没问题，但是她却始终不相信，老是觉得自己的身体出了问题，以至于晚上睡不着觉，做任何事情都集中不了精神。

妈妈一个劲儿地安慰阿姨，但是不管妈妈怎么说，阿姨依旧悲观地认为自己身体出了问题。

晚上，爸爸回来后，妈妈就把阿姨今天来的事说了出来。爸爸听后，想了想，说："她这是心病，放心，我有办法帮助她。"

过了段时间后，当乐乐再见到阿姨时，发现阿姨就像是变成了另外一个人一样，整个人都精神多了。她一走进乐乐家，就连连向爸爸表示感谢，说什么多亏乐乐爸爸给她找来了良药。

事后，乐乐好奇地问爸爸，是什么药那么神奇？

没想到妈妈却说："什么药？就是普通的矿泉水！"

小朋友，仔细想一想，你身边有没有像故事中的阿姨那样的人。再想一想：阿姨是真的生病了吗？为什么爸爸用矿泉水就能把阿姨的病治好了呢？难道说，矿泉水真的有我们想象不到的神奇功效吗？

中医药小课堂

说说"心药"

　　有许多人就像前面说的阿姨那样，觉得身体不舒服，怀疑自己生病了，去看医生又检查不出来任何的问题。其实，这并不是真正的身体生病了，而是心理、情绪上生病了，是"心病"。这在中医药学上属于前面所说的情志病中的一种，说得更为简单一些，就是中医药学中所说的"七情"之中的"忧""思"过盛，从而导致了过"悲"、过"恐"，以至于影响到"心""肝""脾"等内脏生理功能的正常发挥，倘若时间长了，就会引起相关疾病。那么，对于这种

"病"，应该怎么治疗呢？那就需要"心药"了，即从心理上去解决他们的问题，给予他们心理上的暗示。例如，乐乐的爸爸就是用这种方式，以普通的矿泉水治好了阿姨的"心病"。

第三章

神奇的诊断法

　　对于人为什么会生病，以及导致我们生病的一些原因，相信小朋友已经有所了解了。那么，当人们生病的时候，中医又是通过什么样的方式去确认病证的呢？接下来，我们就一同来了解一些中医药学中神奇的诊断法吧！

扁鹊见蔡桓公
biǎn què jiàn cài huán gōng

阅读提示

　　扁鹊在看到蔡桓公的时候，是凭借什么判断蔡桓公患病了的呢？蔡桓公是否听从了扁鹊的劝解？最后结果又是怎样的？

　　扁鹊，是我国春秋战国时期的神医。有一次，他前往一个叫作"蔡"的诸侯国。他在看了蔡桓公好一会儿后，说："大王，您的身体出现了问题，生病了，需要及时治疗，如果不治疗的话，恐怕会加重。"

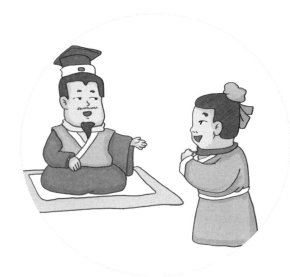

　　蔡桓公并没有觉得哪儿不舒服啊，听到扁鹊这么说，有些不高兴了，说："我没有病。"

　　听到蔡桓公这么说，扁

què yě jiù méi yǒu zài shuō shén me le
鹊也就没有再说什么了。

guò le shí tiān zuǒ yòu biǎn què zài cì bài jiàn cài huán gōng zài kàn le cài huán gōng
过了十天左右，扁鹊再次拜见蔡桓公，在看了蔡桓公

yī huìr hòu dān yōu de shuō dào dà wáng nín de bìng biàn de bǐ qián jǐ tiān yán
一会儿后，担忧地说道：“大王，您的病变得比前几天严

zhòng le yào gǎn jǐn zhì liáo a
重了，要赶紧治疗啊！”

cài huán gōng yī rán méi yǒu tīng cóng biǎn què de quàn gào biǎn què zhǐ néng wú nài
蔡桓公依然没有听从扁鹊的劝告，扁鹊只能无奈

lí qù
离去。

yòu guò le shí tiān biǎn què yòu lái dào wáng gōng qiú jiàn cài huán gōng shuō dà
又过了十天，扁鹊又来到王宫求见蔡桓公，说：“大

wáng nín de bìng qíng yǐ jīng hěn yán zhòng
王，您的病情已经很严重

le zài bù zhuā jǐn shí jiān zhì liáo jiù
了，再不抓紧时间治疗，就

kě néng lái bù jí le kě shì
可能来不及了。”可是，

cài huán gōng réng rán bù xiāng xìn biǎn què de
蔡桓公仍然不相信扁鹊的

huà ér qiě hái yǒu xiē zé bèi biǎn què
话，而且还有些责备扁鹊。

zhuǎn yǎn zhī jiān yòu guò qù le dà
转眼之间又过去了大

yuē shí tiān zhè tiān biǎn què zài cì lái
约十天，这天，扁鹊再次来

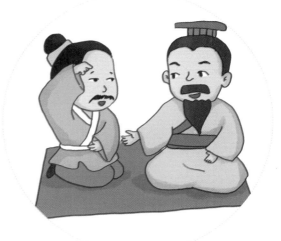

dào wáng gōng zài yuǎn yuǎn de kàn dào cài huán gōng hòu tā zhuǎn shēn jiù pǎo cài huán
到王宫，在远远地看到蔡桓公后，他转身就跑。蔡桓

gōng gǎn dào hěn qí guài jiù pài rén zhuī guò qù xún wèn
公感到很奇怪，就派人追过去询问。

biǎn què tàn le kǒu qì shuō dà wáng de bìng yǐ jīng hěn yán zhòng le xiàn
扁鹊叹了口气，说：“大王的病已经很严重了，现

zài wǒ méi yǒu bàn fǎ néng gòu yī zhì hǎo tā yě jiù bù zài qǐng qiú wèi tā zhì liáo le
在我没有办法能够医治好他，也就不再请求为他治疗了。”

zhè wèi zhuī shàng qù de rén jiāng biǎn què de huà shuō gěi cài huán gōng tīng　cài huán
这位追上去的人将扁鹊的话说给蔡桓公听。蔡桓

gōng yī rán bù zài yì　　jué de biǎn què shì zài hú shuō bā dào　　kě shì　　ràng tā méi
公依然不在意，觉得扁鹊是在胡说八道。可是，让他没

yǒu xiǎng dào de shì　　méi guò jǐ tiān　　tā jiù gǎn dào hún shēn téng tòng　　lián máng ràng rén
有想到的是，没过几天，他就感到浑身疼痛，连忙让人

qù qǐng biǎn què　　dàn shì　　biǎn què yǐ jīng lí kāi le　　zuì hòu　　cài huán gōng yīn bìng
去请扁鹊，但是，扁鹊已经离开了。最后，蔡桓公因病

sǐ le
死了。

小朋友，读完上面的故事后，你是不是觉得有些怀疑，扁鹊怎么只是看了蔡桓公几眼，就知道蔡桓公的身体出现了问题呢？再想一想：如果当时蔡桓公听了扁鹊的话，又会是怎样的一种结局呢？

中医药小课堂

zhōng yī yào xué　　sì zhěn　　zhōng de　　wàng
中医药学"四诊"中的"望"

wèi shén me biǎn què zhǐ shì kàn le kàn cài huán gōng　bìng méi yǒu zuò rèn hé de jiǎn
为什么扁鹊只是看了看蔡桓公，并没有做任何的检

chá　　jiù néng gòu pàn dìng cài huán gōng de shēn tǐ chū le wèn tí　　shēng bìng le ne　　zhè
查，就能够判定蔡桓公的身体出了问题，生病了呢？这

shì yīn wèi　　biǎn què tōng guò kàn cài huán gōng de qì sè ér zuò le pàn duàn　　yě jiù shì
是因为，扁鹊通过看蔡桓公的气色而做了判断，也就是

中医药学中所说的"望闻问切"四诊法中的"望"，说得更简单一些，就是通过观察别人的气色来判定他人的身体是否健康，是不是身体内的某部分出现了问题。

那么，为什么通过观察别人的气色，就能知道别人的身体是否健康，是不是生病了呢？这是因为，人体是一个有机的整体，我们人体正常的生理活动，是构成我们人体的组织和器官在发挥着各自的功能的同时又相互协助和制约的结果。当我们身体内部的某个组织或者器官出现问题的时候，便会对其他的组织和器官产生影响。

中医在大量的医疗实践中逐渐认识到，面部、舌质、舌苔与脏腑的关系非常密切，如果体内的组织以及器官有了变化，就会在体表的相应部位表现出来。如果我们能仔细地、有目的性地观察，就能够预测身体内部组织以及器官的健康状态。

华佗摸脉断病

阅读提示

华佗在遇到腹痛的病人前来看病时，是通过什么方法诊断出病人是患了阑尾炎的呢？

华佗，是我国东汉末年伟大的医学家和药物学家，医术十分高超。

一天清晨，他刚刚起床就看到两个人用车子推着一个病人，满头大汗地来到了他的面前。那两个人一看到华佗就大喊救命。华佗看到车上的病人脸色苍白、两腿弯曲、精神萎靡，便急忙让他们把病人扶到屋子里面去。

一进屋子，华佗就问发生了什么事。

推车来的那两个人告诉华佗，病人肚子痛。

于是，华佗连忙给病人做检查，在摸了病人的脉搏后，又轻轻地解开病人的衣服，用手按按肚子。就在他用手按病人的肚子时，病人突然怪叫了一声。华佗稍稍

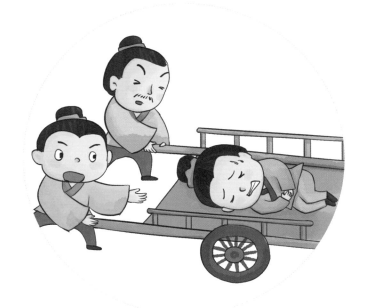

一愣，又仔细地望了望病人的神色，便说："可能是肠痈，要立即开刀治疗！"

他命人将病人抬上手术台，在给病人服用了"麻沸散"并让徒弟给病人腹部涂药消毒后，他便用消过毒的刀子将病人的腹部剖开，割去阑尾，再用特制的针线缝好刀口，敷上特制的消炎药膏。

手术做完了，华佗告诉病人家属："过七八天刀口就会长好，一个月后就可参加劳动。"

果然，在做完手术七八天以后，那位腹痛的病人就康复了。

当你感到身体不舒服，爸爸妈妈带你去看中医时，大夫是不是会把手指搭在你的手腕上呢？你知道他是在做什么吗？

中医药小课堂

中医药学"四诊"中的"切"

上面故事中的华佗，就是通过"切"的方式来诊断患者的病情的。不过，在这儿需要提醒小朋友们注意的是，中医药学中的"切"，除了切脉，也就是将手指按在人们手腕的脉搏处察看脉搏的变化外，还包括用手去按患者的身体部位。例如，华佗在给腹痛的患者诊断的时候，用手去按患者的腹部也是"切"。在中医药学中，通过摸脉切诊，同样是建立在中医药学中整体观念这一独特的理论基础上的。

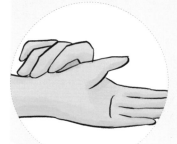

中医认为不同脉象的形成，与心脏、脉络、气血津液有着密不可分的关系。

华佗细问找病根

阅读提示

病人来找华佗看病，华佗在给病人看病时做了些什么呢？

在这儿，说的还是东汉名医华佗的故事。

有一次，一位病人前来找华佗治病，华佗在看到病人后问道："您能跟我说说最近身体有什么异常吗？"

那位病人听后，不由得长长地叹了口气，满脸的忧伤。他对华佗说："大夫啊，我也不知道是怎么回事，在十几天前，我突然间感到腹部刺痛。"

"除了这些外，还有别的地方不舒服吗？"华佗继续问道。

病人想了想，接着说："对了，还有眉毛，你看看，这几天，我的眉毛都快掉光了。"

华佗听后，点了点头，伸手给病人把了把脉，接着又

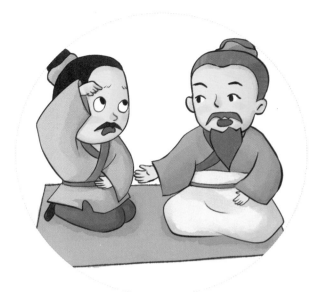

用手按了按病人的腹部，边按边问病人有什么感觉，病人也一一回答了。

终于，华佗检查完了，他对病人说："您这是脾出了问题，都腐烂了，必须赶紧动手术切除。"

于是，华佗在征得了病人的同意后，给病人做了手术，切除了腐烂掉的半个脾。手术完后，过了一段时间，病人就康复了，腹部不再疼痛。

　　读完上面的故事后，仔细想一想：当你在身体不舒服的时候去看中医，医生会问你一些什么问题？再想一想：他们为什么要问我们这些问题呢？

中医药小课堂

中医药学"四诊"中的"问"

在这儿，我们就来了解

一下中医药学"四诊"中的

"问"吧！

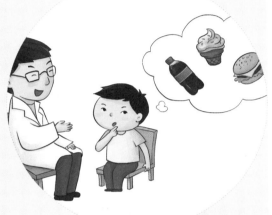

通常，在我们去看中

医的时候，医生会询问我

们一些问题，例如胃口怎么

样，精神怎么样，是不是发热，或者大小便是不是正常，

以及身体有什么地方不舒服等。

在医生问我们这些问题的时候，你千万不要嫌烦，

更不要觉得医生问的这些问题没有什么作用。事实上，

医生问我们这些问题，是为了知道更多相关的信息，以

便于他们更为准确地做出诊断。因为，不同的症状就

预示着病情也可能是不一样的，需要采取不同方法才能

得到更为有效的治疗。

对症下药的故事
duì zhèng xià yào de gù shi

阅读提示

　　倪寻和李延身体不舒服，前去找华佗治病。华佗诊断出他们各自患的是什么病呢？为什么倪寻和李延在看到华佗开的药方后觉得非常奇怪呢？

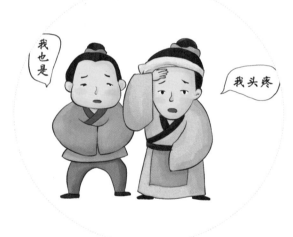

我也是

我头疼

dōng hàn mò nián　yǒu yī tiān
东汉末年，有一天，

míng yī huà tuó jiā zhōng lái le liǎng wèi qián
名医华佗家中来了两位前

lái kàn bìng de rén　tā men yī gè jiào ní
来看病的人。他们一个叫倪

xún　yī gè jiào lǐ yán
寻，一个叫李延。

huà tuó wèn tā men shēn tǐ nǎr
华佗问他们身体哪儿

bù shū fu
不舒服。

nǎo dai yǒu xiē tòng　yūn yūn hū hū de　hái yǒu xiē fā shāo　ní xún hé
　　"脑袋有些痛，晕晕乎乎的，还有些发烧！"倪寻和

lǐ yán jī hū yì kǒu tóngshēng de dá dào
李延几乎异口同声地答道。

huà tuó tīng hòu diǎn le diǎn tóu　yòu fēn bié gěi tā men bǎ le bǎ mài　rán hòu
　　华佗听后点了点头，又分别给他们把了把脉。然后，

jiù gè gěi tā men kāi le yī gè yào fāng
就各给他们开了一个药方。

ní xún hé lǐ yán ná qǐ huà tuó gěi zì jǐ kāi de yào fāng kàn le yī yǎn　yòu chǒu le
　　倪寻和李延拿起华佗给自己开的药方看了一眼，又瞅了

瞅对方的药方，发现他们的药方竟然完全不同。

"我和他不是得了同一种病吗？怎么药方不一样？"

"是啊！您是不是弄错了呢？"

倪寻和李延觉得有些不解，便问道。

华佗听后哈哈大笑，解

释道："你们虽然都是头痛

发热，病症和病情看起来

一样，但是病因不一样啊！

倪寻是由饮食所伤引起的，

而李延却是由于外感风寒所

致。我这是对症下药啊！"

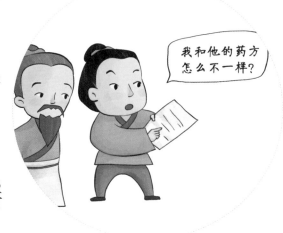

我和他的药方
怎么不一样？

倪寻和李延听后半信半疑，不过在回到家后，还是按

照华佗所开的药方服用了药物。果然，没几天，他们就都

康复了。

小朋友，读完上面的故事后，你是不是觉得华佗的医术
十分高明呢？请你想一想：华佗给症状一样的两个人开的药
方不同的原因是什么？

中医药小课堂

中医药学上的"辨证论治"

你知道吗？中医药学上除了有神奇的"望闻问切"四诊法之外，在治疗疾病的时候，还遵循"辨证论治"这一基本原则。所谓的"辨证论治"，就是把通过"望闻问切"得到的与病情相关的信息和资料，包括症状和体征，进行分析、综合，辨清疾病的病因、性质、部位等，以确定病症，然后确定相应的治疗方法。

值得一提的是，因为中医药学上遵循"辨证论治"这一基本原则，并认为同一疾病在不同的发展阶段，会出现不同的证型，而不同的疾病在其发展过程中又可能出现同样的证型，所以，在治疗的过程中，会采取"同病异治"或"异病同治"的原则。上面故事中华佗的对症下药，就是"辨证论治"的最好体现。

第四章

独特的治疗法

在中医药学中，除了有独特的理论体系外，还有在这种独特的理论体系的指导下，在不断的实践过程中总结出来的独特的治疗方法。在本章之中，我们就简单地了解一下这些极具特色和魅力的治疗方法吧！

使人起死回生的扁鹊
shǐ rén qǐ sǐ huí shēng de biǎn què

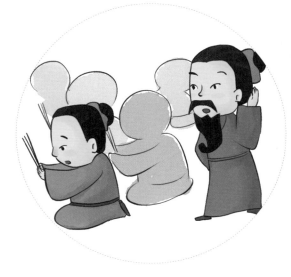

春秋战国时期，有一
chūn qiū zhàn guó shí qī yǒu yī
次，名医扁鹊和弟子子
cì míng yī biǎn què hé dì zǐ zǐ
阳、子豹来到了虢国。他们
yáng zǐ bào lái dào le guó guó tā men
在来到虢国都城的时候，
zài lái dào guó guó dū chéng de shí hou
看到了一个奇怪的现象，
kàn dào le yī gè qí guài de xiàn xiàng
那就是老百姓一个个焚香
nà jiù shì lǎo bǎi xìng yī gè gè fén xiāng

祷告，在进行祈福消灾的仪式。
dǎo gào zài jìn xíng qí fú xiāo zāi de yí shì

这到底是出了什么事呢？心中好奇的扁鹊派弟子去询
zhè dào dǐ shì chū le shén me shì ne xīn zhōng hào qí de biǎn què pài dì zǐ qù xún
问。不一会儿，弟子回来告诉扁鹊虢国的太子暴毙，已经
wèn bù yī huìr dì zǐ huí lái gào su biǎn què guó guó de tài zǐ bào bì yǐ jīng
死了半天了。弟子还告诉了扁鹊一些虢国太子的症状。
sǐ le bàn tiān le dì zǐ hái gào su le biǎn què yī xiē guó guó tài zǐ de zhèng zhuàng
扁鹊边听边思考，认为虢国的太子并非是真的死去，
biǎn què biān tīng biān sī kǎo rèn wéi guó guó de tài zǐ bìng fēi shì zhēn de sǐ qù

而是患上了一种突然间昏倒在地，鼻息微弱，像是死去了一样的奇怪疾病。于是，他决定亲自去察看诊治。

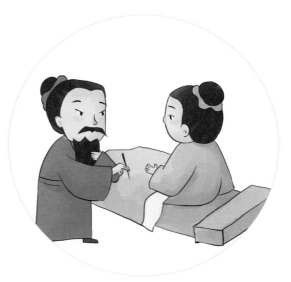

在经过一番苦口婆心的劝说之后，虢国国君答应了扁鹊给太子治病的请求。扁鹊在对太子进行了一番诊断后，就吩咐随同而来的弟子磨研针石，然后拿起针石朝太子的百会穴刺去。

片刻后，奇迹出现了，已经"死"去的太子竟然坐了起来，虢国的国王以及大臣们惊呼不已。扁鹊在太子醒转过来后，又给太子配了一些药剂。太子在连续服用了几天药剂后，便康复了。

　　读完上面的故事后，你可能会忍不住感叹扁鹊医术的神奇。那么，请你仔细想一想，扁鹊使用什么办法救了虢国的太子？

中医药小课堂

中医药学上独特的疗法之"针灸"

在上面的故事中，扁鹊救治虢国太子所采用的方法，就是中医药学上特有的治疗疾病的手段——针灸。针灸是我们祖国医学遗产中重要的组成部分，也是一种"内病外治"的医术，即用金属制成的针，刺入人体一定的穴位，运用手法进行刺激从而达到治疗疾病的目的，或者是用预制的灸炷或灸草在体表一定的穴位上烧灼、熏熨，利用热的刺激来预防和治疗疾病。

"针灸"技术是在我国历代特定的自然与社会环境中成长起来的，是在长期的医疗实践中产生并形成的独特医疗法。它不仅蕴含着中华民族特有的精神、思维和文化精华，同时涵纳着大量的实践观察、知识体系和技术技艺，凝聚着中华民族强大的生命力与创造力，是中华民族医学智慧的结晶。

你可能还不知道，在我国最早的医学典籍《黄帝内

经》中就有着关于针灸的记载。如《黄帝内经》中说道

"脏寒生满病，其治宜灸"，这里的"灸"便是指灸术。

不仅如此，这本医学典籍中还详细描述了九针的形制，

并大量记述了针灸的理论与技术。

张仲景笑方治心病

阅读提示

"医圣"张仲景给好朋友开的药方为什么让朋友觉得好笑？最后朋友的病好了吗？

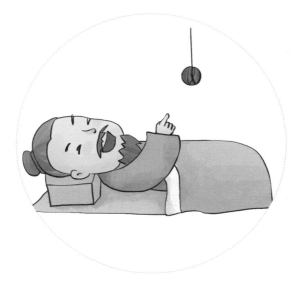

"医圣"张仲景有位朋友叫沈槐。他不知道患了什么病，身体一直不好。于是，他的邻居用沈槐的名义请张仲景前来看病。

张仲景听后，二话没说，背着药箱就来到了沈槐家，在经过一番诊断后，便开出了药方。

沈槐接过药方一看有些傻眼了，因为张仲景开的药方上写的是："粳米、小豆、小麦、大豆、黄黍各一斤，煮熟后搓成团，外用朱砂涂上，一顿吃完。"

沈槐好歹也是一名行医多年的医生啊，看着如此奇怪的药方，不由得大笑起来，并认为张仲景也不过如此。当然，他也就没有按照张仲景的嘱咐吃下这药，而是将药方上所写的药材制成了药丸，挂在床前。

从那以后，当有人来看他的时候，他都会指着挂在床前的药丸，说："你们看看，这就是名医张仲景给我开的药方，你们觉得这能治病吗？"他在说这些话的时候，总会发出爽朗的笑声。

转眼之间大半年过去了，沈槐发现自己的病竟然在不知不觉中好了。张仲景听后，便前去探望。而沈槐在听了张仲景的一番话后，不由得对张仲景佩服得五体投地，说张仲景真的是医者父母心，给他开的药方真正做到了对症下药。

这到底是怎么回事呢？

原来沈槐患的是心病，因为无儿无女，担心没有人传承他的医术而忧心忡忡，长此以往，便对身体健康产生了影响。张仲景在知道这些后，故意开了这样一个不合常理的药方让沈槐感到可笑，从而忘记所忧虑的事。

小朋友，读完上面的故事后，是不是觉得很有趣呢？请你想一想，看看能不能想起在前面提及的一些中医药知识。

中医药小课堂

说说"心病还需心药医"

没错，在前面我们已经知道了，在中医药学上有情志致病的说法。从上面的故事中，我们同样可以看出，医圣张仲景的朋友之所以生病，是因为心中有让他焦虑的事儿，从而导致了情志上的变化，长期处在一种过激的情志之中，以至于对身体组织器官的生理功能的正常发挥带来影响，才出现了身体不适的情况。那么，对于这种心理上的疾病，如果不能够找到他们产生心理问题的根本原因，仅仅依靠药物或者其他的外在医学治疗方法，是难以达到很好的效果的。因此，在民间就有了"心病还需心药医"的说法。

guān yú zhè yī diǎn　　wǒ guó de gǔ rén zǎo jiù rèn shí dào le　　rú wǒ men cháng tīng
关于这一点，我国的古人早就认识到了。如我们 常 听

dào de　　bēi gōng shé yǐng　de chéng yǔ gù shi　　jiù hěn hǎo de xiàng wǒ men zuǒ zhèng le
到的"杯弓蛇影"的 成 语故事，就很好地向 我们佐 证 了

zhè yī diǎn
这一点。

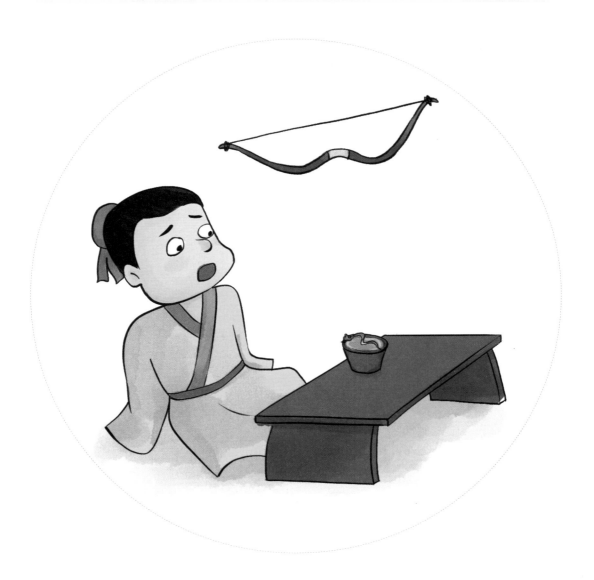

董奉敷浴巧治病
dǒng fèng fū yù qiǎo zhì bìng

阅读提示

董奉遇到了一位什么样的病人？他又是采用什么办法把病人治好的呢？

除了张仲景外，在东汉末年还有一位著名的医学家，他就是董奉。如果你听说过"杏林春暖"这个故事的话，就会知道他。

据说，有一天，董奉在自己的杏林草堂内坐着的时候，

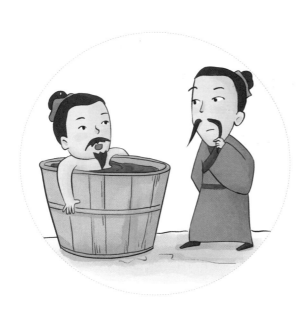

突然看到两个像是婆媳的女人，艰难地推着车子来到草堂前。她们看到董奉后，跪在地上，不住地磕头，求董奉救人。

原来那位老婆婆的独生子得了一种怪病，多年

来肢体麻痹，手和脚难以自由伸展，不仅如此，身上的皮肤还逐渐溃烂，散发着臭味。

董奉听后，立刻将三人带进草堂，对病人仔细地进行了察诊观脉，并询问了一些相关的情况。慢慢地，他便知道了病人到底是患了什么病。

他取出杏树皮、杏树根、桑葚、蒲公英等药物，把它们跟一匹麻布一起放到锅中煎煮。汤药煎熬好后，他便让病人脱掉衣服，然后用蘸有药水的麻布把患者严严实实地包裹起来。

不一会儿，病人就满身大汗，觉得像是有一条一尺长的舌头在舔舐全身，让他疼痛难耐，不停地喘着粗气。董奉见状，让病人忍住，随即将事先准备好的中药煎剂放入加有温水的浴桶之中，让病人坐进去泡浴半个时辰。

在病人离去的时候，董奉又拿了二十包药，让病人回家后每天都像这样泡浴一次，并且告诉他不要吹风，用不了多久就会痊愈。果然，病人回家后，按照董奉所说的做了，十多天后，症状明显有所好转，当二十包药全部用完后，他真的痊愈了。

想一想

　　小朋友，读完上面的故事后，你是不是更加觉得中医药非常神奇呢？你知道董奉在给病人治病时采用了什么治疗方法吗？请你结合前面所说的一些中医药知识，想想他的这一疗法为什么会有效。

中医药小课堂

中医药学上独特的疗法之"敷浴"

　　董奉在故事中给病人治病的方法，在中医药学上叫作"敷浴法"。这也是中医药中较为独特的疗法之一。

　　那么，什么是敷浴法呢？

　　说得简单一些，"敷"，就是将药物贴敷在人的体表，比如人体的一些特殊穴位或者是身体的表面出现病变之处，让药物通过肌肤渗透进体内，从而达到治病的目的。例如，贴膏药就是中医药学上所说的"敷"。"浴"，就是让病人在配好药物的温水中泡浴一段时间。例如我

^{men}^{pào}^{jiǎo} ^{jiù} ^{shì} ^{zuì} ^{wéi} ^{jiǎn} ^{dān} ^{yě} ^{shì} ^{zuì} ^{wéi} ^{cháng} ^{jiàn} ^{de} ^{yī} ^{zhǒng} ^{yù}
们泡脚，就是最为简单也是最为常见的一种"浴"。

shuō dào zhèr　　　xiǎo péng yǒu men kě néng yǒu suǒ yí huò le　　nà jiù shì wèi
说到这儿，小朋友们可能有所疑惑了，那就是为

shén me huì yǒu rú cǐ dú tè ér jù yǒu shén qí gōng xiào de zhì liáo fǎ ne　　qí shí
什么会有如此独特而具有神奇功效的治疗法呢？其实，

zhè shì yóu zhōng yī yào de xíng chéng jí dú tè de lǐ lùn tǐ xì suǒ jué dìng de　　qí
这是由中医药的形成及独特的理论体系所决定的，其

zhōng zuì wéi zhòng yào de yī diǎn　　jiù shì zhōng yī yào xué shàng de　　jīng luò xué shuō
中最为重要的一点，就是中医药学上的"经络学说"

hé　　zhěng tǐ guān niàn
和"整体观念"。

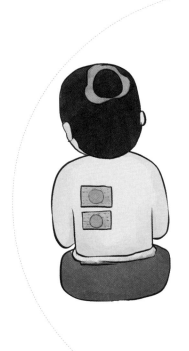
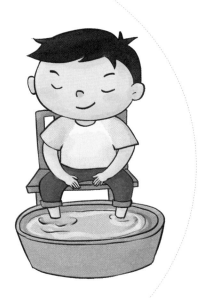

巧用推拿治目痛的叶天士
qiǎo yòng tuī ná zhì mù tòng de yè tiān shì

阅读提示

　　叶天士在给总督的儿子治疗眼病时，跟总督父子说了些什么？又是采用什么方法治好总督儿子的眼病的呢？

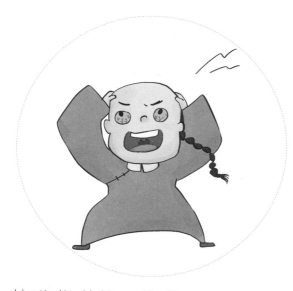

zài zhèr　　　　　wǒ men yào shuō de shì
在这儿，我们要说的是

qīng dài míng yī yè tiān shì de gù shi
清代名医叶天士的故事。

jù shuō　　　yǒu yī wèi zǒng dū de ér
据说，有一位总督的儿

zi　　zài shí bā jiǔ suì shí biàn qù cān
子，在十八九岁时便去参

jiā le kē jǔ kǎo shì　　bìng qiě zhòng jǔ
加了科举考试，并且中举

le　　hěn duō rén zài tīng dào zhè ge xiāo xī
了。很多人在听到这个消息

hòu qián lái zhù hè　　kě shì　　lìng shuí yě méi yǒu xiǎng dào de shì　　zhè wèi zǒng dū de ér
后前来祝贺。可是，令谁也没有想到的是，这位总督的儿

zǐ tū rán zhī jiān shuāng yǎn hóng zhǒng　　bìng qiě shí fēn téng tòng　　zǒng dū yī kàn jí le
子突然之间双眼红肿，并且十分疼痛。总督一看急了，

jiù lián máng pài rén qù qǐng yè tiān shì
就连忙派人去请叶天士。

yè tiān shì cōngcōng gǎn dào zǒng dū fǔ　　zài duì nà wèi gōng zǐ jìn xíng le yī fān wàng
叶天士匆匆赶到总督府，在对那位公子进行了一番望

wén wèn qiè hòu jiù zhěn duàn chū le bìng
闻问切后，就诊断出了病

zhèng tā duì zǒng dū shuō dà rén
症。他对总督说："大人，

nín bù yòng dān xīn gōng zǐ de yǎn jing
您不用担心公子的眼睛，

yòng bù liǎo duō jiǔ jiù huì zì jǐ hǎo de
用不了多久就会自己好的，

bù guò
不过……"

yī tīng dào bù guò zhè liǎng
一听到"不过"这两

gè zì zǒng dū bù yóu de jǐn zhāng qǐ
个字，总督不由得紧张起

lái wèn bù guò shén me
来，问："不过什么？"

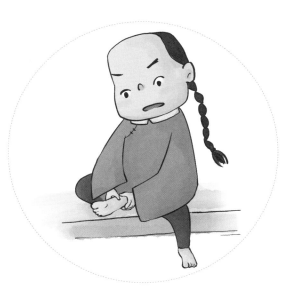

yè tiān shì cháng cháng de tàn le kǒu qì shuō gēn jù tā de zhěn duàn nà wèi gōng
叶天士长长地叹了口气，说根据他的诊断，那位公

zǐ zài qī tiān zhī nèi bì dìng huì zài jiǎo xīn zhǎng chū yōng jū ér yī dàn zhǎng le yōng jū
子在七天之内必定会在脚心长出痈疽，而一旦长了痈疽

jiù chè dǐ méi zhì le
就彻底没治了。

zǒng dū zhī dào yè tiān shì yī shù gāo míng biàn qǐng yè tiān shì xiǎng bàn fǎ jiù zhì
总督知道叶天士医术高明，便请叶天士想办法救治。

yè tiān shì shuō dào le xiàn zài zài yòng yào lái zhì liáo yǐ jīng lái bù jí
叶天士说："到了现在，再用药来治疗，已经来不及

le bù guò wǒ zhèr yǒu yī gè sàn dú de fāng fǎ kě yǐ yī shì rú guǒ qī rì
了。不过，我这儿有一个散毒的方法可以一试，如果七日

nèi méi yǒu zhǎng chū yōng jū dào shí hou zài kǎo lǜ yòng yào yě bù chí yú shì tā
内没有长出痈疽，到时候再考虑用药也不迟。"于是他

bǎ sàn dú de fāng fǎ jiào gěi le zǒng dū de gōng zǐ jí měi tiān yòng shuāng shǒu róu cuō
把散毒的方法教给了总督的公子，即每天用双手揉搓

jiǎo xīn
脚心。

gōng zǐ měi tiān dōu àn zhào yè tiān shì suǒ jiào de bàn fǎ àn mó jiǎo xīn zhuǎn yǎn zhī
公子每天都按照叶天士所教的办法按摩脚心。转眼之

jiān qī tiān guò qù le tā yǎn jīng de hóng zhǒng téng tòng jìng xiāo shī le yè tiān shì
间七天过去了，他眼睛的红肿、疼痛竟消失了。叶天士

如期前来，但是让总督和公子没有想到的是，叶天士却
告诉他们公子的脚心没事，而他告诉给公子按摩脚底散
毒的方法，就是用来治疗公子的眼疾的。

小朋友，读完上面的故事后，你想到了什么呢？再想一想：
当你在身体不舒服的时候，爸爸妈妈是不是也会给你按按揉
揉？按揉之后，你是不是感觉舒服多了呢？

中医药小课堂

中医药学上独特的疗法之"推拿"

叶天士治好总督公子眼病的疗法，就是中医药学中
较为独特的疗法之一"推拿"，又叫"按摩""按跷"。它
是以中医的脏腑、经络学说为理论基础，用手法作用于
人体体表的特定部位以调节机体生理、病理状况，达到
理疗目的的方法。从现代医学上来说，推拿是一种物理
治疗方法。

你可能不知道，在还没有中药汤剂给人治病的时候，就已经开始用推拿的方法给人治病了。你可能更不知道，在隋唐时期，就有了专门从事按摩的按摩博士等。

对了，小朋友，你们为了保护视力所做的眼保健操，其实就是现代的医学家根据中医药学上的推拿而编排出来的。

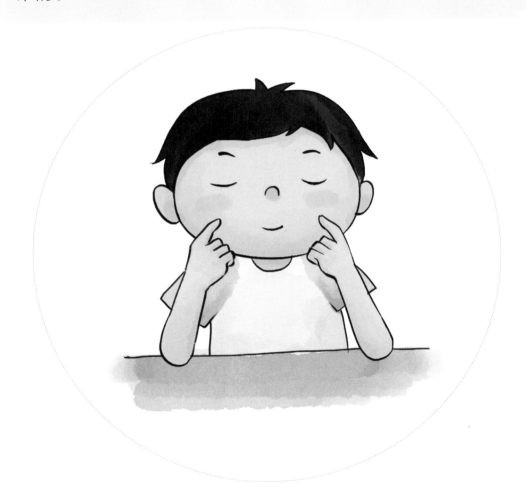

粱饭团治"怪病"
zī fàn tuán zhì guài bìng

阅读提示

吕大人的儿子得了什么奇怪的病呢？医术高明的叶天士是否找到了病因，并把吕大人儿子的病治好了呢？

zhè shì fā shēng zài qīngcháo de gù shi
这是发生在清朝的故事。

yī tiān　　nán jīng de yī wèi xìng lǚ de dà guān pài jiā rén jí cōngcōng de lái dào míng
一天，南京的一位姓吕的大官派家人急匆匆地来到名

yī yè tiān shì de jiā zhōng　kěn qǐng yè míng yī qián qù gěi tā men jiā de gōng zǐ zhì bìng
医叶天士的家中，恳请叶名医前去给他们家的公子治病。

tā men jiā de gōng zǐ dé le yī zhǒng guài bìng　quán shēn shàng xià qí yǎng nán rěn　　ér qiě
他们家的公子得了一种怪病，全身上下奇痒难忍，而且

yī pèng jiù téng tòng wú bǐ　lián yī fu
一碰就疼痛无比，连衣服

dōu bù gǎn chuān
都不敢穿。

yè míng yī tīng hòu　　jiù lái dào le
叶名医听后，就来到了

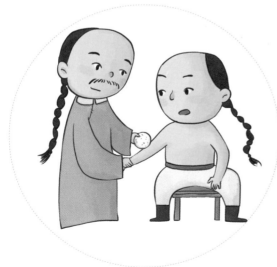

nà wèi guān yuán de jiā zhōng　　jiàn dào le
那位官员的家中，见到了

nà wèi huàn bìng de gōng zǐ　ràng yè míng
那位患病的公子。让叶名

yī gǎn dào qí guài de shì　bìng rén bìng méi
医感到奇怪的是，病人并没

yǒu fā hán fā rè de zhèng zhuàng　mài bó
有发寒发热的症状，脉搏

也很正常，身上也没有红肿的地方。

这到底是怎么回事呢？叶名医百思不得其解，于是询问病人是什么时候出现这种症状的。病人告诉叶名医自己前几天因为天气热，就独自一人来到后花园荷花池边乘凉，躺着躺着，不知不觉睡了过去。醒来之后，他就觉得周身奇痒难忍，碰到哪儿哪儿痛。

叶名医听后，想了想，就让人带他去了病人当时睡觉的地方，在仔细观察一番后，心里面就有数了。随即，他让人拿来了两个饭团，让病人脱掉了衣服，用饭团在病人的身上滚来滚去。

那位姓吕的官员和其他人目瞪口呆地看着叶名医，他们不知道叶名医这是在干什么。而让他们想不到的是，没过多久，病人就感觉不到瘙痒和疼痛了。

这究竟是怎么回事呢？

原来，叶名医在病人乘凉的地方，看到旁边的树枝上有许多毛毛虫，就知道病人身体瘙痒疼痛是因为那些毛毛虫的毛刺落在了身上。而他用饭团在病人的身上滚动，就是利用饭团的黏性粘走那些肉眼看不见的毛毛虫的毛刺。

小朋友，你是不是觉得叶名医治疗疾病的方法有些匪夷所思，而且佩服叶名医对事物观察入微呢？那么，请你想一想：在治病的过程中，寻找引起疾病的原因是不是十分重要呢？

中医药小课堂

中医药学上独特的疗法之"拔罐"

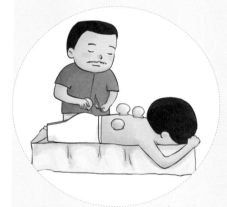

确实，在中医药中有着不少神奇而有独特功效的治疗方法。而在这些独特的治疗方法之中，除了前面所说的针灸、敷浴外，较为常见的可能就是拔罐了。

那么，什么是拔罐呢？拔罐就是利用火焰消耗掉火罐当中的空气，使火罐内部产生负压，从而吸附在人体穴位上而起到治疗作用。中医认为，拔罐有开通经络、活血化瘀、行气、消肿止痛的作用。